QUELQUES MOTS

SUR LES

EAUX DE VALS

Considérées dans leurs rapports et leurs différences

AVEC CELLES

DE VICHY

Par le Dr C. ARNAL

Médecin consultant à Vals.

PARIS

SAINT-JORRE, LIBRAIRE, 91, RUE RICHELIEU.

—

1872

VERSAILLES. — IMPRIMERIE CERF, 59, RUE DU PLESSIS.

QUELQUES MOTS

SUR LES

EAUX DE VALS

LES EAUX DE VALS.

Vals est connu surtout comme station d'eaux bicarbonatées sodiques fortes, et c'est à juste titre que, dans les traités et dans l'enseignement des maîtres, cette station figure à côté de Vichy, au premier rang de la classe des eaux alcalines. Ces eaux sont, en effet, minéralisées par les mêmes principes ; ce sont les plus riches que l'on connaisse en sels de soude, leurs propriétés thérapeutiques sont les mêmes, et elles sont fréquentées par les mêmes catégories de malades. Ce rapprochement, toutefois, cesse d'être exact si, au lieu de l'appliquer à un certain nombre de sources de Vals similaires de celles de Vichy, on veut l'étendre à la station prise dans son ensemble. Vals, en effet, possède plusieurs groupes de sources qui diffèrent très-notablement les unes des autres ; ce n'est pas la même eau sortant par des bouches différentes. Outre les sources qui, comme celles de Vichy, renferment 4 à 5 grammes de bicarbonate de soude, il en est qui en renferment 6, 7 et 8 grammes; d'autres au contraire qui n'en contiennent que 2 grammes, un gramme et moins.

Enfin, à côté de ces sources alcalines, il en est d'autres encore sulfo-arsénicales-ferrugineuses, qui n'ont rien de commun avec les précédentes, quoique se trouvant à côté d'elles, et qui à elles seules fourniraient les éléments d'une station importante. Tandis que les sources des bords de l'Allier sont, d'après M. Durand-Fardel « fort analogues entr'elles, ne présentant que de légères différences dans la proportion de leurs principes minéralisateurs, » les sources alcalines des bords de l'Ardèche offrent une minéralisation graduée sur une échelle très-étendue qui forme ce qu'on a appelé justement la *gamme* de ces eaux.

L'action des eaux bicarbonatées sodiques, en général, et les maladies auxquelles convient la médication alcaline ont été étudiées en détail dans un grand nombre de traités, de monographies ou de recueils d'observations ; c'est surtout à propos de Vichy, et par plusieurs des médecins ou des historiens distingués de ce magnifique établissement, que cette étude a été faite. Ce n'est point un travail de ce genre que nous essayons, ici du moins, à propos de Vals. Le seul but de cette notice est de passer en revue les sources de cette station, en appelant surtout l'attention des médecins sur celles qui n'ont pas leurs analogues à Vichy, sur leur variété et leur remarquable graduation, qui permet aux malades de trouver, réunies sur un même point, des eaux qu'on est obligé d'aller chercher ordinairement dans des stations éloignées les unes des autres, et enfin, sur les facilités qui en résultent pour l'application des eaux sodiques d'un maniement si délicat à des maladies diathésiques souvent très-difficiles à saisir dans leurs formes variables et dans leur association avec d'autres états morbides.

ANALYSE ET CLASSIFICATION.

Les eaux bicarbonatées sodiques de Vals, sortent toutes d'une roche quartzeuse et feldspathique qu'on peut voir à nu en divers endroits émergeant de la surface du sol, les unes par des fissures naturelles, les autres par des forages plus ou moins profonds, pratiqués dans le roc ; à leur sortie des robinets, elles sont claires, limpides, chargées de bulles gazeuses, d'un goût généralement agréable et un peu piquant, sauf pour une ou deux parmi les plus fortes dont le goût est un peu fade.

Leur température, à leur point d'émergence varie de 14 à 19 degrés centigrades. Cette température relativement basse rend plus stable la combinaison de l'acide carbonique avec les principes fixes, et on n'observe que faiblement ce phénomène de décomposition spontanée, signalé par M. Durand-Fardel pour les eaux de Vichy transportées, par lequel même à l'abri du contact de l'air, une partie de l'acide carbonique se sépare des principes fixes et occasionne une précipité sur les parois du vase. Cette circonstance explique comment les eaux bicarbonatées sodiques de Vals supportent si bien l'embouteillage et le transport le plus lointain, ainsi que l'énorme exportation qui s'en fait. Elles paraissent par cela même devoir être préférées quand il s'agira de prendre des eaux bicarbonatées sodiques à domicile. L'absence de toute source chaude n'en constitue pas moins pour la station une lacune dans les cas très-exceptionnels, il est vrai, où les eaux froides sont contr'indiquées par quelque complication du côté de la gorge ou des voies respiratoires. C'est en vue de ces cas-là que le professeur Dupasquier a imaginé un petit appareil qui permet de donner l'eau de certaines sources thermalisée à 30 ou 35 degrés; c'est alors aussi que la source *Marquise*, dont la température est de 19 degrés, trouve quelques-unes de ses applications.

Les sources alcalines de Vals sont sursaturées d'acide carbonique, dont une partie se dégage en arrivant à la surface du sol; on le voit s'élever par bulles abondantes du fond du verre et en tapisser les parois. Ce gaz sort aussi isolément par plusieurs fissures de la roche feldspathique que traversent les eaux en formant des efflorescences salines à saveur fortement alcaline; on le voit même sur certains points traverser les eaux de la rivière, et venir bouillonner à la surface en grosses bulles.

Les principes fixes sont, tout d'abord, le bicarbonate de soude, depuis 8 grammes jusqu'à un gramme et moins par litre; — puis, les sels de chaux, de magnésie, des chlorures, de la silice, des traces de lithine [1]; des sels de fer avec des traces de manga-

---

[1] Une source de date récente, LA VIVARAISE N° 5, contient, d'après une analyse faite à Lyon en 1870, 0,024 de bicarbonate de lithine.

nèse. On en trouvera d'ailleurs l'analyse exacte dans le tableau général (page 39).

Comme on peut le voir, en parcourant ce tableau comparé, on trouve à Vichy des sources fort analogues et ne présentant entr'elles que de légères différences dans la proportion de leurs principes minéralisateurs. Elles paraissent être les embranchements d'une source unique qui viennent sourdre à la surface du sol après avoir traversé une épaisse couche de terrain d'alluvion. Toutes renferment à peu près la même dose de bicarbonate de soude et la classification que M. Durand-Fardel en donne, dans ses lettres sur Vichy, repose sur la proportion en plus ou en moins de quelques milligrammes de sels de fer et sur la présence pour 3 d'entr'elles d'une très-légère proportion d'hydrogène sulfuré auquel d'ailleurs il attache peu d'importance, puisque l'eau s'en dépouille aussitôt qu'elle arrive dans la baignoire ou dans le verre. A Vals, ce qui frappe tout d'abord, c'est la façon dont les principes minéralisateurs, et notamment le bicarbonate de soude, sont répartis entre les diverses sources ; ainsi, tandis que nous trouvons dans la *Précieuse*, dans la *Rigolette*, dans la *Chloé*, à peu près la même dose de ce sel que dans les sources de Vichy, nous en voyons d'autres, la *Marquise*, la *Madeleine*, la *Désirée* qui en renferment des proportions bien plus élevées (2 grammes de plus environ) ; tandis que l'*Impératrice*, la *Pauline*, la *Saint-Jean*, la *Marie*, n'en contiennent que

2 grammes ou 1 gramme par litre. C'est dans cette remarquable disposition que se trouve la vraie caractéristique des eaux bicarbonatées de Vals, et c'est elle aussi qui doit servir de base à leur classification, les eaux sulfo-ferro arsénicales formant un groupe spécial.

On peut ainsi former deux groupes des eaux alcalines. Dans le premier se trouvent *les eaux fortes*, riches en bicarbonate de soude, suivant une progression, ou, comme il est maintenant convenu de dire, suivant une gamme ascendante depuis la *Chloé* qui en renferme 5 grammes, jusqu'à la *Marquise* qui en renferme plus de 7 (1). Les plus connues et les plus bues dans ce groupe sont la *Chloé*, la *Précieuse*, la *Souveraine*, la *Rigolette*, la *Désirée*, la *Madeleine*, la *Marquise*.

Dans un second groupe se trouvent les eaux moyennes et faibles renfermant moins de 3 grammes de bicarbonate de soude. Les plus connues sont par ordre de minéralisation : la *Victorine* (3 gr.), l'*Impératrice*, la *Pauline*, la *Saint-Jean*, qui ont un gramme et demi environ et la *Marie* (un peu moins d'un gramme.)

Enfin un troisième groupe, sans analogue avec les précédents, est formé par les sources sulfo-arsénicales-ferrugineuses *Dominique* et *Saint-Louis*.

Si le bicarbonate de soude nous paraît devoir

---

(1) Depuis deux ans, Vals possède une source plus riche encore, LA VIVARAISE N° 9, qui contient près de 9 grammes de bicarbonate de soude par litre.

servir de base à la classification la plus simple et la plus pratique des eaux de Vals, les applications de ces sources ne doivent pas dépendre exclusivement des proportions variables de ce principe. Dans les 2 premiers groupes, l'*Impératrice*, la *Désirée*, la *Précieuse*, renferment de très-notables proportions de sels calciques et magnésiques auxquels ces sources doivent une réputation méritée. D'autres, la *Chloé*, la *Rigolette*, la source des *Convalescents* doivent à la proportion de leurs principes ferrugineux de pouvoir répondre à des indications spéciales. Ces particularités ont une grande importance thérapeutique et doivent être familières au médecin qui pratique à Vals; nous pensons toutefois avec le docteur Chabannes, que la classification qui prend pour base le sel de soude est à la fois la plus simple et la plus naturelle et que le nouveau groupe proposé récemment sous le nom d'eaux bicarbonatées sodiques mixtes n'est pas suffisamment motivé puisqu'on serait amené à y faire figurer à la fois l'*Impératrice*, une des sources les plus ferrugineuses et la *Saint-Jean* une de celles qui le sont le moins, et qu'en prenant les sels calciques et magnésiques pour base de cette nouvelle division, on est obligé de rapprocher des sources qui diffèrent bien plus entr'elles par les proportions de bicarbonate de soude, qu'elles ne se ressemblent par les sels de chaux et de magnésie.

1er Groupe. — La station de Vals possède actuellement au moins 25 à 30 sources. Plusieurs d'entr'elles sont de date toute récente, et ressemblent aux autres par leurs qualités physiques, mais ne les connaissant que par des analyses incomplètes, il n'en sera pas ici question et nous mentionnerons seulement celles qui ont fait leurs preuves et dont on se sert le plus habituellement pour le traitement des malades qui se rendent dans cet établissement.

La première en date et en richesse de principes minéralisateurs est la *Marquise*: c'est elle qui a fondé la réputation de Vals. La vogue dont cette source jouit encore, et qui est justifiée par les nombreuses et belles cures qu'elle a opérées, remonte jusqu'à ses premiers propriétaires, les familles de Montlaur et d'Ornano qui en répandirent l'usage à la Cour de Louis XIV. L'eau de cette source est limpide à sa sortie du robinet, elle est saturée d'acide carbonique, elle contient 7 grammes, 154 de bicarbonate de soude par litre ; son débit est assez faible et elle ne coule que pendant l'été. Sa température est de 19°, tandis que la plupart des autres ne donnent que 14° environ. Cette différence de température est quelquefois mise à profit chez quelques malades dont la muqueuse respiratoire est trop sensible aux boissons froides. Si cette source à fait, une des premières la réputation de Vals, elle a été, dans la suite, l'occasion de regrettables erreurs répandues sur cette station par l'analyse incomplète et inexacte, qui en fut faite par Berthier en 1820. C'est ainsi par exemple qu'elle fut accusée d'être lourde et indigeste, parce que dans cette analyse, il n'est pas question d'acide carbonique. Il est vrai qu'à cette époque l'excavation dans laquelle on la puisait, et où elle séjournait quelque temps, laissait échapper une notable proportion de ce gaz; mais aujourd'hui captée avec plus de soin et coulant par un robinet, on n'y trouve pas moins de 2 grammes, 500 d'acide carbonique libre. En second lieu, cette source étant une des plus anciennement connues et se trouvant être la plus chargée de sels alcalins, elle a fini par personnifier en quelque sorte la station toute entière dans l'esprit de beaucoup d'auteurs et de médecins, qui n'ont plus vu à Vals que des eaux fortes. C'est dans ce sens qu'en parle M. Durand-Fardel dans son savant Traité des Eaux minérales; c'est aussi dans ce sens qu'en parle Trousseau dans le troisième volume de sa Clinique (article goutte) et dans une lettre adressée au docteur Chabannes, où il proclame « la prééminence des eaux de Vals comme sources alcalines, » en ajoutant que « l'excès de leur alcalinité n'est pas toujours désirable. » Or, comme on peut le voir par le tableau des analyses, non seulement on trouve à Vals les eaux les plus riches qu'on connaisse en bicarbonate de soude, puis des eaux entièrement semblables à celles de Vichy, mais encore des eaux moyennes, des eaux faibles et, par une singulière et heureuse disposition de la nature, sur le bord même de la Volane, en face de la *Marquise* coule la source *Marie* aussi ancienne qu'elle, très-gazeuse, la moins minéralisée de toutes (0,895), et offrant avec ses congénères l'avantage de fournir, sans déplacement, aux organismes affaiblis ou trop impressionnables, qui n'ont pu supporter les eaux fortes, un ensemble de ressources qui n'existent ordinairement que dans des stations éloignées les unes des autres et que les malades trouvent ici réunies.

La *Madeleine* ne diffère pas sensiblement de la *Marquise* : comme celle-ci, elle donne à l'analyse, l'énorme proportion de 7 grammes par litre de bicarbonate de soude : elle est aussi très-gazeuse, sa température est de 15°, mais son débit est beaucoup plus considérable et, par son abondance, son exceptionnelle proportion de sel alcalin, elle est actuellement une des sources les plus importantes de Vals. C'est à elle, comme à la *Marquise* qu'on adresse les malades pour lesquels on recherche un effet altérant profond ; ceux dont les organes sous-diaphragmatiques sont comme frappés d'inertie et dont la vitalité engourdie a besoin d'être fortement stimulée ; ceux qui, déjà habitués à la médication alcaline ou qui n'ayant rien obtenu d'un traitement par d'autres sources sodiques moins puissantes, ont besoin d'une eau qui les impressionne profondément ; ceux enfin qui sont atteints de quelque affection chronique grave, d'un viscère abdominal contre laquelle toute autre méthode de traitement a échoué et réclame comme suprême ressource qu'on tente sur l'organisme une impression d'ensemble assez énergique pour l'obliger à changer de direction où le mettre dans l'impossibilité de continuer le travail morbide où il est engagé. Ces cas sont heureusement de beaucoup les moins nombreux parmi ceux qui se présentent aux sources alcalines ; il s'en présente néanmoins et nous ne pensons pas qu'on puisse trouver ailleurs des sources comparables à la *Marquise* et à la *Madeleine* lorsqu'on s'est décidé à recourir aux moyens que fournit l'hydrologie pour l'application des méthodes de traitement que l'école de Barthez désigne sous le nom de *vaguement perturbatrices*.

Il est encore une série d'applications des eaux alcalines pour lesquelles les eaux fortes du premier groupe nous ont aussi paru clairement indiquées : nous voulons parler de leur application à un certain nombre d'affections cutanées. Depuis longtemps déjà, des dermatologistes distingués, MM. Gibert, Cazenave, Dévergie, avaient obtenu les meilleurs résultats de l'usage des alcalins dans un bon nombre de ces affections ; ils continuaient cependant à envoyer leurs malades exclusivement aux eaux sulfureuses, se conformant en cela à des doctrines qui ont trop longtemps régné en hydrologie, et suivant lesquelles on se dirigeait dans le choix des sources avant tout d'après l'organe atteint, sans tenir compte de la forme ou du caractère général de la maladie. M. Bazin, l'éminent professeur de Saint-Louis, se fondant sur les effets pathogénétiques du bicarbonate de soude, qui consistent en une éruption de plaques rouges ayant les caractères du lichen, et sur son action spécifique contre l'arthritis, en a précisé les indications et l'a appliqué au traitement de plusieurs maladies de la peau dépendant de cette diathèse, telles que le prurigo, le lichen et particulièrement l'eczéma sec. Ceux qui ont suivi son service et ses belles leçons cliniques ont pu constater les résultats satisfaisants obtenus par ce moyen. Cette action pathogénétique ne pouvant s'obtenir que par des doses élevées de sel alcalin, les sources *Marquise, Madeleine, Vivaraise n° 9* fournissent un des moyens les plus commodes pour y arriver, puisqu'elles permettent d'ingérer sous le volume d'un litre d'eau minérale, l'énorme proportion de 7 à près de 9 grammes de bicarbonate de soude.

La Camuse est presque aussi minéralisée que les précédentes ; elle en diffère toutefois en deux points : elle est très-peu gazeuse et contient en revanche une assez forte proportion de sels magnésiques. Quoique d'un débit assez faible, elle est depuis longtemps en grande faveur auprès des buveurs, surtout parmi ceux des environs de Vals, qui s'adressent de préférence à cette source pour obtenir un effet relâchant ou purgatif. Cette faveur soutenue repose sur les effets réels qu'elle produit et qui s'expliquent en partie par la faible proportion d'acide carbonique qui la rend plus lourde, d'une digestion plus difficile et par la notable proportion de bicarbonate de magnésie que l'analyse y découvre. Sa clientèle ordinaire est celle des bilieux, des constipés, des hemorrhoïdaires, et, en général, des malades atteints d'un de ces états morbides mal définis, rangés par les anciens médecins sous la dénomination d'*obstructions abdominales*.

Sur la plupart de ces malades, la *Camuse* produit des effets laxatifs qu'il est rare de rencontrer auprès des eaux bicarbonatées sodiques. Toutefois, les sources les plus remarquables par la proportion de sels de magnésie et par l'effet laxatif qu'on peut en obtenir, sont la *Désirée* et la *Précieuse*. Ces deux sources sont très-gazeuses, riches en bicarbonate de soude qui s'y trouve dans la proportion de six grammes; elles ne renferment qu'une très-minime proportion de fer (0 gr., 01), tandis que le bicarbonate de magnésie et le chlorure de sodium s'y trouvent dans la proportion d'un gramme pour chacun de ces sels.

La composition de ces sources explique l'effet laxatif qu'on en obtient souvent. Cet effet sur lequel on ne peut toutefois pas toujours compter, ne s'obtient généralement qu'en prenant l'eau à doses assez élevées et pendant plusieurs jours; mais une fois obtenu, il persiste si on en continue l'usage, et on est alors obligé d'en diminuer considérablement la dose ou d'en suspendre l'emploi, parce qu'il est bien rare qu'un flux intestinal prolongé soit utile dans les maladies pour lesquelles on se rend à Vals et que d'ailleurs cette action purgative maintenue pendant trop longtemps, nuirait à l'action altérante qu'on cherche à obtenir par les sources alcalines.

La *Désirée* et la *Précieuse* doivent être signalées à un autre point de vue, c'est la facilité avec laquelle elles sont supportées par les dyspeptiques, dans un grand nombre de cas de dyspepsies douloureuses, malgré leur richesse en sel de soude et alors même que l'eau des sources beaucoup moins alcalines ne pouvaient être ingérées sans réveiller des douleurs gastriques. Sous ce rapport, il convient de rapprocher d'elles l'*Impératrice* qui est classée dans le deuxième groupe. La faible proportion de bicarbonate de soude (1 gr. 66) qui se trouve dans cette eau, laisse une action plus grande aux sels de chaux et de magnésie qu'elle contient en quantité assez notable.

Aussi, est-ce par cette source, qu'un grand nombre de malades commencent leur traitement, sans avoir à craindre que des doses un peu élevées réveillent la trop grande sensibilité de l'estomac.

L'existence de ces quatre sources magnésiques a, pour la station de Vals, une grande valeur. Un des symptômes qu'on observe le plus souvent chez les malades qui viennent se faire traiter aux sources bicarbonatées sodiques, c'est la constipation, tantôt habituelle au malade, et tantôt aussi occasionnée par l'usage des eaux. Ce symptôme, ou cet incident, toujours plus ou moins pénible quand il est persistant, est aussi un obstacle sérieux à la guérison et contrarie singulièrement les bons effets qu'on était en droit d'attendre des eaux alcalines. Les lavements et les douches ascendantes qu'on emploie pour y remédier agissent surtout mécaniquement et en tout cas n'exercent leur action que sur une faible partie de l'intestin. M. le Dr Durand (de Lunel), (incidents, page 44,) signale comme un précieux moyen de tactique et de stratégie médicale l'usage assez général à Vichy de donner aux malades atteints de cette incommodité une dissolution de sels purgatifs (sulfate de soude et sulfate de magnésie) dans l'eau de Vichy, parce que dans cette station aucune source ne renferme ces sels en assez grande proportion pour produire des effets laxatifs. On pourrait peut-être se demander si le mélange qu'on donne ainsi au malade est bien encore le médicament *sui generis* qu'on appelle une eau minérale naturelle agissant non pas seulement par tous les principes qu'il renferme, mais aussi par la manière dont ceux-ci ont été élaborés par la nature, et s'il diffère beaucoup d'une eau artificielle. Quoi qu'il en soit, grâce aux sources *Camuse*, *Désirée*, *Précieuse*, qui joignent à leur action altérante par le bicarbonate de soude une action déplétive, on peut, dans un bon nombre de cas, répondre par des eaux naturelles à une indication qui se présente fréquemment.

Dans cette énumération des sources, une place importante doit être donnée à la source *Chloé*. Outre sa valeur propre et les proportions de ses principes minéralisateurs, qui la rapprochent plus qu'aucune autre de l'eau de Vichy, la découverte de la *Chloé*, qui eut lieu en 1839, forme une date importante pour la station. Jusque-là, on ne prenait pas de bains à Vals, et le traitement ne se faisait que par l'eau prise en boisson. En 1845, le professeur Dupasquier, de Lyon, vint faire sur les lieux l'analyse de cette source, et dès l'année suivante on put administrer des bains absolument semblables à ceux de Vichy. Depuis lors, bien d'autres sources plus abondantes encore, et notamment la grande source *Alexandre*, ont été découvertes et permettent de suffire amplement au service de la balnéation, quelque considérable que devienne le nombre des baigneurs. L'eau de la *Chloé* est d'une limpidité parfaite ; elle contient 5 gr. 289 de bicarbonate de soude ; elle est très-gazeuse ; elle est bue généralement avec plaisir par les malades, auxquels sa fraîcheur (14°) et son pétillement dans le verre qui la reçoit plaisent beaucoup pendant les chaleurs ; cette source, par sa minéralisation moyenne, trouve un très-grand nombre d'applications. Elle est enfin une des plus ferrugineuses. Sa basse température, qui la fait rechercher par beaucoup de buveurs, peut devenir une contr'indication pour une certaine classe de malades, ceux en particulier dont le larynx ou les bronches sont le siége d'une irritation. Pour permettre à ces malades l'usage de la *Chloé*, un filet de cette source est pris à son point d'émergence par un tube métallique qui serpente autour de la chaudière des bains et arrive ainsi au robinet à une température plus élevée, chargée encore de son acide carbonique et sans avoir subi la moindre altération, comme l'a démontré le professeur Dupasquier dans ses études sur cette eau.

2° groupe. — Les sources qui composent le deuxième groupe n'ont point leurs analogues à Vichy. Les principales sont : l'*Impératrice*, la *Pauline*, la *Saint-Jean*, la *Marie*, auxquelles il faut ajouter la *Victorine*, d'un débit très-faible, mais d'une température plus élevée, et la source des *Convalescents*, remarquable surtout par la forte proportion de sels de fer (0,047) et dont, pour cette raison, MM. O. Henry et Lavigne avaient proposé de faire un groupe à part.

L'*Impératrice*, dont la découverte ne date que de trois ou quatre ans, est pour Vals une acquisition des plus importantes. Sa faible minéralisation en bicarbonate de soude (1 gr. 70), sa richesse relative en bicarbonate de chaux (0,49) et de magnésie (0,62) lui donnent les propriétés d'une eau bicarbonatée mixte. Les dyspeptiques chez lesquels une eau plus forte réveille souvent la sensibilité de l'estomac ou provoque des crises de douleurs gastriques supportent remarquablement bien l'eau de cette source, qui est d'ailleurs limpide, très-gazeuse et fort agréable à boire. La forte proportion de bicarbonate de fer qu'elle renferme (0,030) la fait souvent conseiller aux anémiques, aux chlorotiques, et l'action produite ordinairement par les préparations ferrugineuses sur l'intestin s'y trouve heureusement corrigée par celle des sels de magnésie.

La source *St-Jean* qui tient un rang intermédiaire entre la *Pauline* et la *Marie* par sa dose de sel sodique peut, comme l'*Impératrice*, être considérée comme une source bicarbonatée mixte, par sa proportion de sels calcaires : elle diffère de cette dernière en ce qu'elle renferme beaucoup moins de sels de magnésie et de principes ferrugineux. Cette eau d'un débit très-considérable est saturée d'acide carbonique : elle est applicable à un grand nombre de cas de dyspepsies et d'états morbides divers entés sur une constitution délicate ou un tempérament nerveux et auxquels on ne peut administrer les eaux alcalines qu'avec réserve ; il s'en fait en outre une énorme consommation comme eau de table, soit à Vals même, soit au dehors.

La source *Marie*, contemporaine de la *Marquise*, est la moins alcaline des eaux de Vals (0 gr. 895). Séparée de cette dernière seulement par le lit de la Valane, elle résume les propriétés des eaux du second groupe, comme la Marquise celle des eaux du groupe précédent. Sa parfaite limpidité, sa fraîcheur, l'acide carbonique qui la sature et qui tapisse de ses fines bulles les parois du verre, font de cette eau l'eau de table la plus agréable que nous connaissions.

C'est aussi une de celles sur lesquelles on peut le plus sûrement compter pour réveiller l'appétit languissant des dyspeptiques. Les malades comme les habitants de Vals la boivent par agrément, soit seule, soit mélangée de vin ou de sirop aux repas ou entre les repas.

Une étude détaillée sur les indications particulières qu'on peut remplir avec ces eaux du second groupe n'entre pas dans le plan très-limité de cette notice. Par la simple énumération qui précède, on peut déjà voir de quelle importance elles sont pour la station et pour les malades qui la fréquentent ; combien, par leur présence, se trouve élargi son champ d'action et facilité le traitement hydro-minéral alcalin, en permettant de choisir dans cette collection de sources, riche non pas seulement par le nombre mais surtout par la variété et les degrés de minéralisation, les eaux les mieux appropriées à chaque cas morbide et à chaque tempérament. Il n'est pas rare, en effet, qu'un malade après avoir pris sous toutes les formes et à toutes les doses, une eau auprès de laquelle il avait été adressé, soit obligé d'y renoncer et d'aller chercher au loin dans une autre station et au prix de nouvelles fatigues une guérison ou un soulagement qu'il était allé demander en vain à la première. Combien de fois aussi ne voit-on pas des cas pathologiques auxquels conviennent les eaux alcalines et qui auraient besoin, soit simultanément, soit consécutivement d'une eau autrement minéralisée, parce qu'ils sont associés à un état chlorotique anémique, à un tempérament nerveux, à une cachexie paludéenne, etc. ? Si donc la valeur d'un établissement thermal se mesure surtout par la multiplicité des moyens mis à la disposition du médecin pour réaliser les indications qu'il poursuit, la présence à Vals des sources faibles, les unes ferrugineuses, d'autres ferrugineuses et magnésiques, toutes très-gazeuses, à côté des sources fortes et des sources reconstituantes et fébrifuges de la *Dominique* et de la *St-Louis* a une importance thérapeutique qu'on ne saurait exagérer. Les différences qui séparent ces diverses sources ne portent pas sur une proportion insignifiante en plus ou en moins des mêmes principes minéralisateurs, mais sur des principes qui sont propres à telle source, comme l'arsenic, l'acide sulfurique, le fer, la magnésie et sur les proportions de bicarbonate de soude réparties de telle sorte qu'on peut avoir toutes les variétés qui composent la grande classe des eaux alcalines depuis les eaux gazeuses les plus légères jusqu'aux eaux les plus riches en soude qu'on connaisse. C'est parce que la composition chimique et les vertus thérapeutiques de ces sources faibles étaient peu ou mal connues que l'illustre auteur de la *clinique de l'Hôtel-Dieu* a pu formuler les craintes mentionnées plus haut à propos des sources fortes de Vals et que M. Durand-Fardel signalait comme un inconvénient leur riche minéralisation en fondant son opinion sur ce que les eaux de Vichy lui avaient paru dans plus d'une circonstance trop minéralisées elles-mêmes.

Il peut se faire, en effet, que l'usage intempestif des eaux fortes, celles de Vals comme celles de Vichy, produise des accidents graves. Bon nombre de malades sont disposés, surtout pendant les chaleurs du mois de juillet à abuser de ces sources fortes dont ils font trop longtemps ou à trop haute dose un usage exclusif, pensant arriver plus rapidement à la guérison. Ces abus, quels qu'en soient les motifs, peuvent être d'après MM Trousseau et Pidoux une cause de dangers réels et amener une véritable cachexie avec perte d'appétit, bouffissure de la face, faiblesse générale, hémorrhagies passives.

Il se peut que ces accidents, d'ailleurs peut-être un peu exagérés, quant à leur fréquence, au lieu d'être produits directement par une sorte de saturation alcaline de l'organisme, ne doivent être attribués, comme le pense le docteur Chabannes, qu'à une perturbation provoquée par des sources trop fortes, et ne soient autre chose que les manifestations ultimes d'une maladie diathésique troublée dans son évolution naturelle, précipitée dans sa marche par l'action trop excitante des eaux. Dans l'une et l'autre supposition, ces accidents sont bien moins à craindre avec les sources du second groupe dont les applications sont d'ailleurs plus fréquentes que celles des eaux fortes. Chez le plus grand nombre des malades qu'on adresse à Vals, le traitement se fait plus sûrement avec les eaux moyennes ou faibles dont on peut prendre des doses plus considérables sans réveiller trop fortement les susceptiblités physiologiques ou pathologiques des malades et sans avoir autant à craindre ces déplacements des manifestations morbides sur des organes importants, souvent si redoutables.

Cette importance des sources faibles ressort également quoique d'une manière indirecte des observations des médecins qui pratiquent à Vichy. On est frappé, par exemple, en lisant les « Incidents » et « Indications » du docteur Durand (de Lunel), de voir combien sont fréquents les cas pour lesquels, il recommande de couper l'eau de Vichy avec « une assez grande quantité d'eau ordinaire, de l'additionner du double, du triple ou du quadruple d'eau commune. » Quoique cet auteur assure qu'au moyen de ces coupages, on peut avoir tous les bénéfices des eaux faibles, il y a là, pour cette station une lacune qui est comblée à Vals par les eaux du second groupe qui sont précisément deux fois, trois fois et quatre fois moins fortes, et permettent, pour ainsi dire, de choisir selon les cas, le degré de minéralisation qui leur convient.

Un examen détaillé du cadre des maladies qu'on traite aux eaux alcalines ferait mieux voir combien sont fréquentes les applications des eaux faibles, et quels services elles rendent même dans celles où les sources fortes sont indiquées, en permettant de tâter, en quelque sorte, la susceptibilité de chaque malade, et de procéder graduellement pour préparer l'organisme, quand il y a lieu, à l'action puissante des eaux du 1er groupe. Cet examen n'est pas possible ici, et nous devons nous borner à mentionner quelques-uns des états pathologiques auxquels elles conviennent plus particulièrement.

COMPLICATIONS DU COTÉ DES SYSTÈMES NERVEUX ET CIRCULATOIRE. Des complications un peu sérieuses du côté des systèmes nerveux, circulatoire ou respiratoire contr'indiquent généralement l'usage des eaux fortes. Mais quand elles ont été légères, que leurs manifestations ne sont pas trop récentes, et qu'on a moins à craindre de réveiller les susceptibilités organiques qu'elles laissent après elles, ces complications n'empêchent pas les médecins de diriger chaque année vers les eaux sodiques une foule de malades atteints en même temps de maladies plus sérieuses du tube digestif, du foie, des voies urinaires etc. On y dirige aussi bon nombre de malades atteints de certaines affections nerveuses qui sont sous la dépendance plus ou moins directe de l'appareil digestif, de migraines, d'hypochondrie, de paralysies de nature rhumatismale ou de cause traumatique de palpitations liées à la chlorose, à l'anémie ; dans tous ces cas, si on fait usage des eaux alcalines c'est à la condition qu'on ne les administrera qu'avec la plus grande réserve dans les doses et dans le choix des sources, et il ressort de ce qui a été dit précédemment que l'établissement de Vals avec ses sources graduées offre pour la réalisation de ces conditions des facilités qui lui sont propres.

MALADIES DE VESSIE. On traite à Vichy un grand nombre de malades atteints de cystite, de catarrhe vésical, de douleurs et des spasmes de la vessie, et ce traitement alcalin est d'une incontestable efficacité dans ces affections inflammatoires, catarrhales ou nerveuses quand elles n'existent qu'avec un faible degré d'acuité, et que le malade n'est pas d'un tempérament trop impressionnable. Toutefois, même dans ces conditions, l'eau de cet établissement ne peut être donnée qu'avec la plus extrême modération et avec la surveillance la plus attentive. Sous l'influence de ces diverses affections, la vessie déjà irritée par le contact continuel d'urines ordinairement altérées plus ou moins dans leur composition, acquiert une vive sensibilité : le moindre écart dans le régime du malade ou le moindre excès dans les doses d'eau minérale ingérée provoquent souvent un excès d'irritation avec fièvre, agitation, douleurs violentes qui obligent à suspendre le traitement ou à y renoncer complètement. Aussi les médecins de Vichy, redoutant l'action trop stimulante des eaux de cette station, et notamment de la source des Célestins qui sert le plus ordinairement au traitement des maladies vésicales, n'en prescrivent-ils que des quantités très-modérées, ou ne la donnent-ils, comme nous l'avons vu, que mélangée avec de l'eau simple. A Vals, les eaux faibles du second groupe, la *Marie* en particulier, permettent d'agir comme on le fait à Contrexeville, à Pougues, à Evian, c'est-à-dire de faire boire les eaux à des doses considérables dans les maladies des voies urinaires qui sont ainsi soumises comme à un lavage à courant continu ; et ce mode d'administration, impossible avec des eaux fortes, fournit chaque année les résultats les plus satisfaisants.

Dyspepsie, goutte, gravelle.— Nous mentionnerons encore comme maladies auxquelles conviennent particulièrement les eaux faibles, les dyspepsies qui fournissent au moins les trois quarts de la clientèle des eaux alcalines ; certaines formes de la goutte dans lesquelles l'action trop stimulante des eaux fortes peut si facilement dépasser le but et occasionner ces déplacements fluxionnaires, **toujours** graves, d'un organe moins important, sur un autre organe plus important ; enfin la gravelle qui peut exister comme une des manifestations de la diathèse goutteuse, ou bien comme une affection primitive de l'appareil urinaire constituant plutôt une incommodité qu'une maladie proprement dite et s'alliant avec la santé générale la plus parfaite, mais qui laisse cependant les malades sous la menace constante de douleurs rénales, d'irritations ou d'inflammations vésicales, de coliques néphrétiques. Dans l'un et l'autre cas, le traitement alcalin, quoique exigeant une durée plus longue que dans telle autre maladie, se termine presque à coup sûr par les résultats les plus satisfaisants, pourvu qu'on ne cherche pas à neutraliser, au sein de l'organisme un excès d'acide urique par des eaux fortement alcalines, et qu'on administre plutôt des eaux peu minéralisées et pouvant par conséquent être prises en quantité considérable. L'*Impératrice*, la *Marie*, la *Saint-Jean*, se prêtent comme celles de *Contrexeville* et d'*Evian* à cette méthode par lavage qui produit une diurèse abondante et réussit merveilleusement dans la gravelle, les coliques néphrétiques, etc., comme les eaux fortes du premier groupe dans les cas de calculs biliaires, les coliques hépatiques et, en général, les maladies du foie.

3ᵐᵉ **Groupe.** — Les sources qui composent ce groupe diffèrent complètement des précédentes, et sont sans analogie avec les bicarbonatées sodiques. Quoique se trouvant à côté de ces dernières, elles forment dans la station, par leur composition chimique et leurs vertus curatives, comme un établissement à part, dont l'importance propre serait considérable, même en l'absence des deux premiers groupes. Ces sources sont au nombre de deux : la *Dominique* et la *Saint-Louis*. Leur eau est limpide au moment où elle coule des robinets, mais elle se trouble légèrement quand on la garde quelques instants dans un verre, et donne, si on la conserve un peu plus longtemps, un dépôt ocreux dû surtout à un précipité de sels de fer et peut-être aussi, en partie à des traces d'iode que l'analyse y constate. Elles ont une saveur légèrement styptique et astringente; elles ne sont point gazeuses et sont complétement dépourvues d'acide carbonique. La *Dominique* et la *Saint-Louis* sont essentiellement minéralisées par l'arséniate de fer, par du silicate, du sulfate de fer, et par l'acide sulfurique : ce sont des eaux sulfo-ferro-arsénicales.

Quoi qu'il ne soit pas toujours possible d'assigner à chaque principe d'une eau minérale un rôle spécial dans la cure des maladies qui sont soumises à son action, la composition toute particulière de ces sources aide à comprendre les effets remarquables qu'on en obtient dans les cas auxquels on les a appliquées jusqu'à présent, soit en combinant leur action avec celle des eaux sodiques, soit en les administrant seules ou avec les eaux gazeuzes du deuxième groupe. On les applique particulièrement à la nombreuse classe des névropathies, aux fièvres intermittentes rebelles, aux constitutions épuisées, aux états cachectiques qui accompagnent les maladies chroniques pour lesquelles on se rend à Vals. Il arrive souvent que des chlorotiques, des anémiques envoyés aux eaux alcalines pour divers troubles des fonctions digestives, dyspepsie, gastralgie, etc., ne peuvent supporter leur action trop excitante sur le système vasculaire, et que les eaux faibles elles-mêmes ne font qu'aggraver les palpitations, les étouffements auxquels ces malades sont sujets. Grâce à la Dominique et à la Saint-Louis, on ne se voit pas réduit à renvoyer ces malades, qui trouvent ordinairement auprès de ces deux sources un soulagement ou une guérison qu'il n'était plus permis d'attendre des premières.

Par les propriétés reconstituantes, anti-périodiques et fébrifurges de leurs sels de fer et d'arsénic, elles sont indiquées dans les cachexies paludéennes les plus rebelles, dans ce qu'on a appelé, dans nos hôpitaux militaires, la *cachexie africaine*, et les états pathologiques nombreux qui précèdent ou accompagnent ces affections : diarrhée ou dyssenterie, engorgement du foie ou de la rate, anémie avec bouffissure et teinte ictérique ou plombée de la face ; elles le sont encore dans les cas d'affaiblissement et d'épuisement général survenant dans le cours des maladies chroniques, soit directement par les progrès de la maladie, soit sous l'influence d'un traitement alcalin trop longtemps continué ou mal dirigé.

Les propriétés tonique et astringente de ces deux sources ont aussi été utilisées d'une autre façon. Depuis trois ou quatre ans l'eau de la source Saint-Louis est employée en bains et les effets obtenus par ce mode d'emploi, permettent d'affirmer que cette eau est appelée à un rôle considérable dans l'établissement de Vals. Ces bains ont une action tonique et stimulante très-active. Si on les prend non mélangés d'eau douce, ils produisent de l'excitation, de l'insomnie et quelquefois un mouvement fébrile; ils produisent sur la peau et les muqueuses ainsi que sur les surfaces ulcérées, qui sont en contact avec l'eau, un effet de resserrement de raffermissement très-marqué qu'explique suffisamment la composition chimique de cette source, l'astringence de l'eau acidulée par l'acide sulfurique dans la proportion d'un gramme par litre et le précipité ocreux de silicate, de sulfate et d'arséniate de fer avec lequel toute la surface du corps se trouve en contact. Si de tels effets font entrevoir un grand nombre d'applications utiles, ils commandent aussi une certaine surveillance dans l'emploi de ces bains qui le plus souvent devront être mitigés d'une quantité plus ou moins considérable d'eau commune et ordonnés à des intervalles suffisamment éloignés.

Parmi les affections dans lesquelles on a appliqué jusqu'à présent avec succès l'eau de la *Saint-Louis* en bains, nous mentionnerons surtout quelques maladies des organes génitaux de la femme, notamment les leucorrhées, les écoulements muqueux ou muco-purulents, les ulcérations du col, etc. Ces maladies se rencontrent ordinairement chez des femmes plus ou moins débilitées, à chair molle, aux muqueuses pâles auxquelles convient également l'eau de la *Dominique* ou de la *Saint-Louis* prise en boisson et cette action reconstituante générale, ajoutée à l'action topique exercée dans le bain sur les tissus malades, amène souvent des guérisons qui n'avaient pu être obtenues par d'autres moyens.

Les bains de la source de Saint-Louis ont aussi été donnés avec succès dans des cas d'eczéma, de psoriasis et paraissent convenir surtout aux maladies de la peau qui sont sous l'influence de l'herpétis. Ajoutons que l'administration en bains de l'eau sulfo-ferro-arsénicale est de date toute récente, qu'ils constituent une ressource thérapeutique toute nouvelle et qu'on ne peut formuler un jugement définitif sur leur compte. Cependant les éléments par lesquels cette eau est minéralisée sont connus, les effets physiologiques du bain le sont également, on sait dans quel sens l'organisme en est impressionné et il y a là des motifs bien suffisants pour appeler l'attention des médecins sur les effets thérapeutiques qu'on peut attendre de ces eaux dont la composition est si remarquable et qui n'ont leurs analogues dans aucun autre établissement sur notre continent.

Si nous ne disons rien du bain alcalin de Vals, c'est que ses effets sont les mêmes que celui de Vichy. Il en diffère toutefois par une action stimulante plus forte éprouvée dans le bain même, par les picotements, la rougeur et la chaleur à la peau qui sont plus sensibles que dans le bain de Vichy. C'est du moins ce que constatent généralement les malades qui ont fréquenté les deux établissements et cette différence s'explique assez naturellement par la minéralisation plus forte des eaux du premier groupe de Vals qui servent à la balnéation.

TOPOGRAPHIE — CLIMATOLOGIE.

Vals (1) est situé à 4 ou 5 kilomètres d'Aubenas à l'entrée d'une pittoresque vallée qui s'étend du nord au midi entre la chaîne du Coiron et la rivière de l'Ardèche. Cette vallée est parcourue par les eaux de la Volane qui coulent au pied des montagnes volcaniques d'Entraigues, des colonnes basaltiques de la chaussée des Géants, arrosent le bourg de Vals et vont se jeter dans l'Ardèche à quelques centaines de mètres des sources, au point où commence la belle et riche vallée que domine la ville et le vieux château d'Aubenas.

La partie du département de l'Ardèche où Vals est situé, est une des plus intéressantes régions qu'on puisse visiter au point de vue géologique et hydrologique. Formée en partie par des montagnes volcaniques d'où s'échappent en grand nombre des sources minérales (2), sillonnée en tout sens par d'étroites et

(1) On s'y rend par la ligne de Paris-Lyon-Méditerranée, jusqu'à Privas ou Montélimar, où se trouvent des correspondances pour Aubenas et Vals.

(2) Celles de Neyrac, à 10 ou 12 kilomètres de Vals, sont fréquentées surtout pour les maladies de la peau, et il est fort regrettable qu'une si belle source, qui donne 257 litres par minute, entourée de sites magnifiques, soit si peu connue et fréquentée seulement par des malades du département et quelques familles espagnoles.

fraiches vallées, on peut, sans s'éloigner beaucoup, faire les promenades ou les excursions les plus intéressantes, soit autour même de l'établissement, le long des rives de la Volane, ou sur des coteaux couverts de chataîgniers, de vignes, soit aux volcans éteints de Jaujac, d'Entraigues, de Thueyts et à sa gigantesque coulée basaltique, une des plus puissantes qui existent.

L'établissement de Vals, situé à 240 mètres au-dessus du niveau de la mer, se trouve sur le versant méridional de la chaîne de montagnes où la Loire prend sa source, et où commence la végétation du midi. Son climat est un climat tempéré; l'air y est pur et constamment renouvelé par une brise qui suit le cours de la vallée. Les eaux de la Volane, d'une parfaite limpidité, bordées de prairies, de vergers, de chaussées basaltiques, coulent sur un lit de sable, de cailloux roulés ou de larges bancs de roches quartzeuses ou granitiques.

Dès la fin du mois de mai, le temps se maintient généralement assez beau pour permettre de commencer la saison thermale, qui peut se prolonger jusqu'aux premiers jours d'octobre. Les chaleurs assez fortes du mois de juillet y sont tempérées par le voisinage des hautes montagnes du Mezeuc et du Gerbier-des-Joncs, dont l'altitude est de 1,500 à 1,750 mètres, et par une brise du nord qui s'engage dans la vallée à l'extrémité de laquelle se trouve l'établissement. C'est cependant la période la moins favorable pour les dyspeptiques et les maladies des voies biliaires pour lesquelles le commencement et la fin de la saison conviennent beaucoup mieux.

Le traitement se fait à Vals par les eaux minérales prises en boisson, en bains, en douches variées. Il y existe deux établissements thermaux alimentés par des sources différentes et munis de tous les appareils nécessaires pour l'application des douches ascendantes, des bains de siége à eau courante ou dormante, de douches en pluie, en colonne ou en lames. L'un de ces établissements possède, depuis 1867, une magnifique source (la grande source *Alexandre* qui jaillit au centre de la cour intérieure et ne débite pas moins de 100 litres par minute. Avec la *Souveraine*, la *Chloé*, etc., elle sert à alimenter le service des bains et de l'hydrothérapie, qui peut ainsi suffire à toutes les exigences, quel que soit le nombre des baigneurs. Enfin, dans le même établissement, un certain nombre de baignoires sont disposées pour recevoir les eaux sulfo-arsénicales ferrugineuses de la source Saint-Louis.

TABLEAU GÉNÉRAL.

Des Analyses chimiques des Sources minérales de Vals

(SUITE)

IIIᵉ GROUPE

EAUX SULFO-ARSENICALE-FERRUGINEUSES

(17)
SOURCE DOMINIQUE

Acide sulfurique libre...	1.31
Silicate acide ⎫	
Arseniate acide ⎪	
Phosphate acide ⎬ de sesquioxide de fer.......................	
Sulfate acide ⎪	0.44
Sulfate de chaux..	
Chlorure de sodium...	
Matière organique..	

(18)
(SOURCE SAINT-LOUIS)

	de fer....................................	0.0197
	d'alumine...............................	0.0454
Silicate multiple 0.1014	de manganèse........................	traces
	de chaux................................	0.0178
	de soude................................	0.0185
Sulfate de protoxide de fer...		0.0766
— de serquioxide de fer.................................		0.0416
— de chaux..		0.0320
— de potasse..		traces
— de soude...		0.1125
Chlorure de sodium...	à peine	indiqué
Phosphate de soude..		indiqué
Acide sulfureux...		traces
Acide sulfurique..		0.0996
Arseniates ou arsenites..		0.0010
Sulfate de magnésie...		indiqué
Matières organiques..		traces
Total........................		0.4647

(17) Analysée par O. Henry en 1859.

(18) — O. Henry et Lavigne en 1867.

TABLEAU GENERAL
Des Analyses chimiques des Sources minérales de Vals

POUR UN LITRE D'EAU MINÉRALE	Ier GROUPE — EAUX CARBONATÉES SODIQUES FORTES ET MOYENNES								IIe GROUPE — EAUX BI-CARBONATÉES SODIQUES FAIBLES							
	(1) Marquise	(2) Constantine	(3) Madeleine	(4) Souveraine	(5) Camuse	(6) Désirée	(7) Juliette	(8)	(9) Rigolette	(10) Cabot	(11) Vivienne	(12) Des Convalescents	(13) Impératrice	(14) Pauline	(15) Saint-Jean	(16) Marie
Acide carbonique libre	2.500	2.100	1.090	2.200	0.960	2.486	2.750	2.218	2.085	1.626	0.732	1.940	1.756	2.128	0.495	1.702
Bi-carbonate de soude	7.154	7.052	6.759	6.615	6.920	6.040	6.032	5.940	5.800	5.289	3.340	4.714	1.668	1.611	1.480	0.895
— de potasse	»	0.071	0.027	0.089	0.200	0.963	»	2.930	0.362	0.045	traces	traces	»	traces	0.040	0.629
— de chaux	0.180	0.437	0.085	0.970	0.186	0.571	0.308	0.029	0.259	0.169	0.060	0.598	chaux 0.494	0.098	0.310	0.089
— de magnésie	0.125	traces	0.074	0.009	0.340	0.900	0.378 alumine	0.752	0.259	0.166	0.060	traces	mag. 0.694	0.008	fer et manganèse 0.120	0.099
— de fer	0.015	0.006	traces	0.006	0.011	0.010 indices	0.097	0.019 indiq.	0.094	0.091	0.002	0.047 ind. sensibles	0.080	0.009 traces très-sensibles	0.006 traces	0.006
— de lithine	non recherché	traces	id.	traces	»	»	»	»	ind.	traces	»	traces	»	traces sensibles	»	»
— de manganèse	»	»	id.	id.	»	»	»	»	»	»	»	»	»	»	»	»
Chlorure de sodium	0.080	0.260	0.028	0.337	0.190	1.100	0.187	1.098	1.200	0.189	0.050	0.298	0.046	0.169	0.060	0.886
Sulfate de soude	0.054	0.204	10.74	0.231	0.121	0.200	0.085	0.182	0.220	0.172	0.030	0.437	0.094	»	0.054	0.067
— de chaux	»	»	»	»	»	»	»	»	»	0.099	»	»	»	»	»	»
Silicate et silice	0.116	0.150	0.047	0.102	0.900	0.088	0.097	0.06.	0.090	0.103	»	0.139	»	0.182	0.070	0.016
Alumine, phosphate terreux	non recherché	traces	»	traces	»	indices	traces	ind.	ind.	ind.	»	»	traces sensibles	»	0.110 traces	»
Iodures alcalins	»	»	»	»	»	indices	traces	»	ind.	»	»	»	»	»	traces	»
Acide borique	»	»	»	»	»	indices	traces	Ind.	ind.	»	»	»	»	»	»	»
Arsenic	»	»	»	»	»	»	»	»	»	»	»	»	»	»	»	»
Matière organique	»	Indiq.	»	indices	pèu	peu	»	pou	peu	ind.	»	ind.	»	»	peu	»
TOTAUX	10.223	10.310	8.963	9.768	8.458	11.628	9.859	11.103	9.991	7.781	4.294	8.849	4.642	4.189	2.578	3.108
Poids des produits solides, abstraction faite du poids de l'acide carbonique libre	7.702	8.210	7.129	7.192	7.568	9.142	7.109	8.845	7.836	6.155	3.562	3.710	2.886	2.015	2.151	1.402

(1) Analysée par Berthier en 1820.
(2) — O. Henry et Lavigne en 1867.
(3) — Lavigne en 1865.
(4) — O. Henry et Lavigne en 1860.
(5) Analysée par O. Henry en 1859.
(6) — O. Henry en 1864.
(7) — O. Henry en 1859.
(8) — O. Henry en 1854.
(9) Analysée par O. Henry en 1854.
(10) — Dupasquier, de Lyon, en 1845.
(11) — O. Henry en 1856.
(12) — O. Henry et Lavigne en 1867.
(13) Analysée par Bouis en 1866.
(14) — O. Henry et Lavigne en 1867.
(15) — Gaultier, de Claubery, en 1861.
(16) — Dupasquier, de Lyon, en 1854.

TABLEAU *comprenant les quantités des divers composés salins, hypothétiquement attribués à un litre de chacune des diverses eaux minérales du bassin de Vichy.*

DÉSIGNATION DES LOCALITÉS :	VICHY						VICHY			VAISSE	HAUTE-RIVE	SAINT-YORRE	ROUTE de CUSSET	CUSSET		
DÉNOMINATION DES SOURCES :	GRANDE-GRILLE	PUITS CHOMEL	PUITS CARRÉ	LUCAS	HÔPITAL	CÉLESTINS	NOUVELLE SOURCE DES CÉLESTINS	PUITS BROSSON	PUITS DE L'ENCLOS DES CÉLESTINS	PUITS DE VAISSE	PUITS D'HAUTERIVE	SOURCE SAINT-YORRE	PUITS DE MESDAMES	PUITS DE L'ANATTOUR	PUITS SAINTE-MARIE	PUITS ÉLISABETH
Acide carbonique libre........	0.908	0.768	0.876	1.754	1.067	0.049	1.299	1.555	1.750	1.968	2.183	1.833	1.908	1.405	1.642	1.770
Bicarbonate de soude.........	4.883	5.091	4.803	5.004	5.029	5.103	4.101	4.857	4.940	3.537	4.687	4.881	4.016	5.130	4.733	4.837
— potasse	0.352	0.374	0.378	0.282	0.440	0.315	0.231	0.292	0.527	0.223	0.189	0.233	0.189	0.274	0.262	0.253
— magnésie	0.303	0.338	0.335	0.275	0.200	0.328	0.554	0.213	0.238	0.382	0.501	0.479	0.425	0.532	0.463	0.480
— strontiane	0.303	0.002	0.003	0.005	0.005	0.005	0.005	0.003	0.005	0.005	0.003	0.005	0.003	0.005	0.003	0.003
— chaux	0.434	0.427	0.421	0.545	0.570	0.462	0.699	0.614	0.710	0.601	0.432	0.514	0.504	0.723	0.692	0.707
— protoxide de fer ...	0.004	0.004	0.004	0.004	0.004	0.004	0.044	0.004	0.028	0.004	0.017	0.010	0.020	0.040	0.053	0.022
— protoxide de manganèse..	traces	traces	traces	traces	traces	traces	traces	traces	traces	traces	traces	traces	traces	traces	traces	traces
Sulfate de soude..............	0.291	0.291	0.291	0.291	0.291	0.291	0.314	0.314	0.314	0.243	0.291	0.271	0.250	0.291	0.340	0.340
Phosphate de soude...........	0.130	0.770	0.028	0.070	0.046	0.091	traces	0.140	0.061	0.162	0.046	traces	traces	traces	traces	traces
Arséniate de soude............	0.002	0.002	0.002	0.002	0.002	0.002	0.003	0.002	0.003	0.002	0.002	0.002	0.003	0.003	0.003	0.003
Borate de soude..............	traces	traces	traces	traces	traces	traces	traces	traces	traces	traces	traces	traces	traces	traces	traces	traces
Chlorure de sodium...........	0.534	0.534	0.534	0.518	0.518	0.534	0.550	0.550	0.534	0.508	0.534	0.518	0.355	0.534	0.453	0.468
Silice.......................	0.070	0.070	0.068	0.050	0.050	1.060	0.065	0.055	0.065	0.041	0.071	0.052	0.032	0.032	0.025	0.034
Matière organique bitumineuse...	traces	traces	traces	traces	traces	traces	traces	traces	traces	traces	traces	traces	traces	traces	traces	traces
TOTAUX.........	7.914	7.959	7.833	8.797	8.222	8.244	7.865	8.501	9.165	7.785	8.956	8.298	7.811	8.971	8.669	8.897

TABLE DES MATIÈRES

Les eaux de Vals......................................	5
Analyse et classification	8
1er Groupe...	13
2e Groupe..	21
3e Groupe..	31
Topographie — Climatologie...........................	36
Tableau gnnéral des analyses chimiques des sources minérales de Vals..	39-40-41
Tableau comprenant les divers composés salins, hypothétiquement attribués à un litre de chacune des eaux minérales du bassin de Vichy.................................	42-43

FIN

VERSAILLES. — IMPRIMERIE CERF, 59, RUE DU PLESSIS.

www.ingramcontent.com/pod-product-compliance
Lightning Source LLC
Chambersburg PA
CBHW071432200326
41520CB00014B/3667